BEI GRIN MACHT SICH IHR WISSEN BEZAHLT

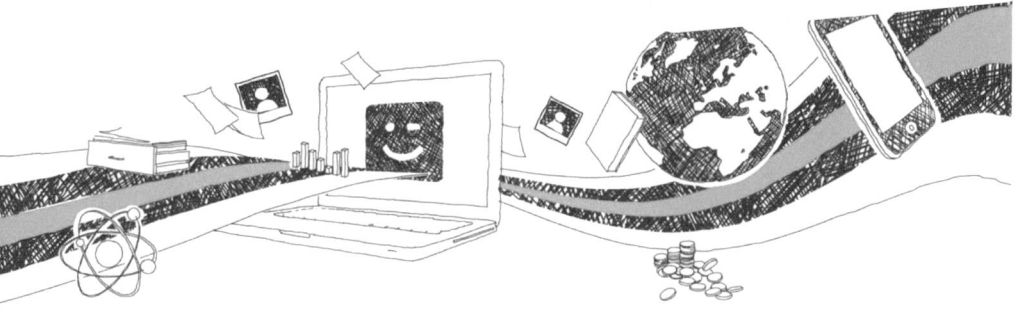

- Wir veröffentlichen Ihre Hausarbeit, Bachelor- und Masterarbeit
- Ihr eigenes eBook und Buch - weltweit in allen wichtigen Shops
- Verdienen Sie an jedem Verkauf

Jetzt bei www.GRIN.com hochladen und kostenlos publizieren

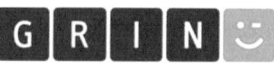

Bibliografische Information der Deutschen Nationalbibliothek:

Die Deutsche Bibliothek verzeichnet diese Publikation in der Deutschen Nationalbibliografie; detaillierte bibliografische Daten sind im Internet über http://dnb.␁d-nb.de/ abrufbar.

Dieses Werk sowie alle darin enthaltenen einzelnen Beiträge und Abbildungen sind urheberrechtlich geschützt. Jede Verwertung, die nicht ausdrücklich vom Urheberrechtsschutz zugelassen ist, bedarf der vorherigen Zustimmung des Verlages. Das gilt insbesondere für Vervielfältigungen, Bearbeitungen, Übersetzungen, Mikroverfilmungen, Auswertungen durch Datenbanken und für die Einspeicherung und Verarbeitung in elektronische Systeme. Alle Rechte, auch die des auszugsweisen Nachdrucks, der fotomechanischen Wiedergabe (einschließlich Mikrokopie) sowie der Auswertung durch Datenbanken oder ähnliche Einrichtungen, vorbehalten.

Impressum:

Copyright © 2016 GRIN Verlag, Open Publishing GmbH
Druck und Bindung: Books on Demand GmbH, Norderstedt Germany
ISBN: 9783668495357

Dieses Buch bei GRIN:

http://www.grin.com/de/e-book/371278/lebensmittelunvertraeglichkeiten-ein-ueberblick-ueber-zoeliakie

Stefanie Loibingdorfer

Lebensmittelunverträglichkeiten. Ein Überblick über Zöliakie

GRIN Verlag

GRIN - Your knowledge has value

Der GRIN Verlag publiziert seit 1998 wissenschaftliche Arbeiten von Studenten, Hochschullehrern und anderen Akademikern als eBook und gedrucktes Buch. Die Verlagswebsite www.grin.com ist die ideale Plattform zur Veröffentlichung von Hausarbeiten, Abschlussarbeiten, wissenschaftlichen Aufsätzen, Dissertationen und Fachbüchern.

Besuchen Sie uns im Internet:

http://www.grin.com/

http://www.facebook.com/grincom

http://www.twitter.com/grin_com

Kolleg für Sozialpädagogik der Diözese Linz

SEMINARARBEIT

GESUNDHEITSLEHRE

ZÖLIAKIE

vorgelegt von
Stefanie Loibingdorfer

Linz, am 06. Oktober 2016

Inhaltsverzeichnis

Einleitung 1
1. Allgemeines 2
   1.1 Krankheitsbild 2
   1.2 Ursachen 2
   1.3 Symptome 3
   1.4 Diagnose 4
   1.5 Komplikationen 4
   1.6 Therapie 5
2. Präsenz der Thematik in den öffentlichen Medien 5
3. Wo bekomme ich Hilfestellungen im Raum Oberösterreich? 6
4. Umgang mit Zöliakie im sozialpädagogischen Umfeld 7
5. Quellenverzeichnis 9
   5.1 Literaturquellen 9
   5.2 Internetquelle 9

Einleitung

Ich habe mich dazu entschlossen mich im Rahmen meiner Seminararbeit in Gesundheitslehre mit Lebensmittelunverträglichkeiten auseinanderzusetzen, da ich im letzten Jahr aufgrund meiner veränderten gesundheitlichen Situation mit dieser Thematik konfrontiert wurde. Aufgrund meiner Symptome zogen diverse Ärzte Lebensmittelunverträglichkeiten als Auslöser der Beschwerden in Betracht und ich habe mich deswegen auch verstärkt mit den einzelnen Unverträglichkeiten, vor allem mit Laktoseintoleranz und Zöliakie auseinandergesetzt und meine Ernährung für einige Wochen umgestellt. Schlussendlich konnte sowohl die Ernährungsumstellung, als auch ein im Krankenhaus durchgeführter Atemtest den Ausbruch der Unverträglichkeiten nicht bestätigen.

Diese Thematik hat in letzter Zeit nicht nur für mich persönlich an Bedeutung zugenommen, sondern ist auch in meinem Freundeskreis sehr aktuell, da auch hier diverse Lebensmittelintoleranzen, wie Laktoseintoleranz, Zöliakie und Sorbitunverträglichkeit bei zwei meiner Freundinnen vor kurzem diagnostiziert oder zumindest vermutet werden. Demzufolge wurde und werde ich nach wie vor durch zahlreiche Gespräche, Arztempfehlungen und Erfahrungen mit laktose- und glutenfreien Produkten konfrontiert, weswegen die Thematik in meinem Leben an Aktualität bislang nicht verloren hat.

Um das Themengebiet einzugrenzen wird in dieser Seminararbeit in erster Linie auf die Zöliakie eingegangen. In Anlehnung an die Anforderungen bezüglich dieser Seminararbeit werden zunächst allgemeine Auskünfte zur Thematik gegeben, welche Informationen zum Krankheitsbild, den Ursachen, den Symptomen, der Diagnose, den möglicherweise auftretenden Komplikationen und der Therapie beinhalten. Anmerkungen und Beispiele bezüglich der Aktualität der Thematik in den Medien, Informationen zu Hilfestellen im regionalen Umfeld, sowie eine persönliche Einschätzung der Möglichkeiten im Umgang mit der Erkrankung im sozialpädagogischen Berufsfeld runden die Arbeit ab.

1. Allgemeines

1.1 Krankheitsbild

„Zöliakie ist eine Erkrankung, die primär unsere Verdauungsorgane betrifft." (Hiller 2006, S. 12) Betroffene vertragen das Getreideeiweiß Gluten nicht, welches in Roggen, Gerste, Weizen und Hafer (vgl. Hiller 2006, S. 12), sowie in Dinkel und Grünkern enthalten ist. Gluten kann in kleinen Mengen auch in Magerkäse, Wurst, Fertiggerichten und Konserven als Teil eines Zusatzstoffes vorkommen, muss in diesem Fall jedoch nicht als Bestandteil des Produkts angegeben werden (vgl. Kircher 2001, S. 28). Obwohl es so scheint, als ob diverse Nahrungsmittelintoleranzen erst in letzter Zeit zu vieldiskutierten und oft diagnostizierten Erkrankungen geworden sind, handelt es sich bei der Zöliakie um keine moderne Zivilisationkrankheit. Bereits 200 v. Christus beschrieb ein griechischer Arzt erstmals die Symptome der Erkrankung (vgl. Hiller 2006, S. 40f).

Wenn Menschen mit Glutenunverträglichkeit das Getreideeiweiß zu sich nehmen kommt es zu Veränderungen in der Darmschleimhaut, da die fingerförmigen Ausstülpungen (Zotten), welche die ganze Darmschleimhaut besiedeln, völlig abflachen und sich entzünden. Somit verschwindet auch der Bürstensaum, der die Darmzotten umgibt und Enzyme für die Verdauung bildet. Bei Personen mit Glutenunverträglichkeit kommt es durch den Mangel an Verdauungsenzymen zu einer geringeren Nährstoffaufnahme und in weiterer Folge zu Nährstoff-, Vitamin- und Mineralstoffmängeln. Durch die entzündete Darmschleimhaut entstehen außerdem weitere Beschwerden, welche im Kapitel ‚Ursachen' vorgestellt werden (vgl. Hiller 2006, S. 13f). Allerdings wachsen die Darmzotten bei Betroffenen wieder nach, wenn die Ernährung nach der Diagnose glutenfrei erfolgt (vgl. Kircher 2001, S. 22).

1.2 Ursachen

Die Ursache für eine Glutenunverträglichkeit liegt in der Vererbung. Ungefähr ein Viertel der Bevölkerung trägt die genetische Veranlagung in sich, jedoch nur bei zwei Prozent kommt es tatsächlich zur Entwicklung einer Zöliakie. Für den Ausbruch der Erkrankung können Virusinfekte verantwortlich sein. Bei vielen Patienten machen sich die ersten Symptome aber auch bemerkbar, wenn es kurz davor zu Belastungen im körperlichen oder seelischen Bereich gekommen ist. Wenn die genetische Veranlagung vorhanden ist kann die Zöliakie in jeder Phase des Lebens auftreten (vgl. Hiller 2006, S. 36). Somit können Ernährungsfehler nicht als Auslöser einer Zöliakieerkrankung gelten.

1.3 Symptome

Grundsätzlich kann es bei der Zöliakie zu einer Vielzahl an verschiedenen Beschwerden kommen, was die Diagnose erschwert. Auffallend ist, dass sich die Symptome besonders im Kindesalter von jenen erwachsener Betroffener unterscheiden (vgl. Hiller 2006, S. 16).

Bei Kindern machen sich die Zöliakie und die damit verbundenen Symptome meist beim Umstieg von Milchnahrung auf getreidehaltige Lebensmittel erstmals bemerkbar. Es kommt dabei vor allem zu heftigen Durchfällen und starkem Gewichtsverlust. Weitere Merkmale, die auf eine Zöliakieerkrankung beim Kind hinweisen sind verzögertes Wachstum, vermehrt auftretende Bauchschmerzen verbunden mit Blähungen, auffallend häufiger und hell gefärbter Stuhl, schwache Muskulatur und Entzündungen im Bereich der Mundschleimhaut. Schlechte Laune, häufiges Schreien bei Babys, Müdigkeit und Blässe können auch auf eine Zöliakieerkrankung hinweisen. Mittlerweile wird eine Zöliakieerkrankung beim Kind oft erst relativ spät erkannt, da sie meist lange gestillt werden und im Anschluss dessen allergenarm ernährt werden. Durch die spätere Zufuhr von Getreide äußern sich die oben genannten Symptome nicht mehr so stark, weswegen oft erst im frühen Schulalter die Diagnose gestellt wird (vgl. Hiller 2006, S. 16ff).

Auch bei einer Erkrankung im Erwachsenenalter treten die Symptome zunächst in schwacher Form auf. Nächtlich auftretende Knochenschmerzen, Krämpfe und Kalziummangel sind oft die ersten Anzeichen. Später kommt es dann zu Anomalitäten der Verdauung, welche sich in abwechselnd auftretenden Durchfällen und Verstopfungen, sowie Blähungen, Völlegefühl und Übelkeit äußern. Antriebslosigkeit, dunkle Augenringe, Eisenmangel im Blutbild, Aphten im Mund, eine plötzlich auftretende Laktoseintoleranz, starker Gewichtsverlust, ungewollte Kinderlosigkeit bei Frauen (vgl. Hiller 2006, S. 18f), Karies und extrem schlanke Arme und Beine weisen ebenfalls auf eine Glutenunverträglichkeit hin (vgl. Kircher 2001, S. 21).

1.4 Diagnose

Die Diagnose einer Glutenunverträglichkeit erfolgt durch drei Schritte. Zuerst werden mit einer Ärztin/einem Arzt die Symptome der Patientin/des Patienten besprochen und bewertet. Bei Verdacht auf eine Glutenunverträglichkeit erfolgen daraufhin ein Antikörpernachweis im Blut und im Anschluss an ein positives Ergebnis eine Untersuchung der Darmschleimhaut (vgl. Hiller 2006, S. 24). Diese drei Schritte, insbesondere der letzte Schritt, sind unbedingt notwendig um eine Zöliakie mit Sicherheit diagnostizieren zu können. Darum macht es erst Sinn nach Beendigung dieser drei Schritte mit der Ernährungsumstellung zu beginnen (vgl. Kircher 2001, S. 21).

Wenn die Beschwerden nach der Ernährungsumstellung nicht abnehmen, sollten weitere mögliche Nahrungsmittelunverträglichkeiten abgeklärt werden. Vor allem Laktose-, Fruktose- und Histaminintoleranzen treten häufig in Verbindung mit der Zöliakie auf (vgl. Hiller 2006, S. 30). Aber auch Ernährungsfehler, diverse Komplikationen und eine gestörte Funktion der Bauchspeicheldrüse können der Grund für anhaltende Beschwerden sein (vgl. Kircher 2001, S. 25).

1.5 Komplikationen

Erfolgt bei einer Zöliakie keine Umstellung auf glutenfreie Ernährung besteht ein hohes Risiko für die Betroffenen mit schwerwiegenden Komplikationen konfrontiert zu werden. Zunächst verstärken und vermehren sich die für das Krankheitsbild typischen Symptome. Bei Kindern kommt es beispielsweise zu massiven Wachstumsdefiziten, die kaum mehr aufgeholt werden können. Weiters können sich die Darmschleimhautentzündungen ausbreiten und somit weitere Organe befallen, wie zum Beispiel die Leber und die Bauchspeicheldrüse (vgl. Hiller 2006, S. 42).

Bei Frauen führt eine ignorierte oder nicht diagnostizierte Glutenunverträglichkeit zu unregelmäßigen Zyklen, häufigeren Fehlgeburten, verminderten fruchtbaren Tagen im Monatszyklus, sowie spät einsetzender Menstruation und einem frühen Beginn der Wechseljahre.

Somit steigt bei den betroffenen Frauen die Wahrscheinlichkeit eines unerfüllten Kinderwunsches (vgl. Hiller 2006, S. 43).

Eine weitere Komplikation bildet das erhöhte Risiko der Entwicklung bösartiger Gewebeveränderungen im gesamten Verdauungsbereich (vgl. Hiller 2006, S. 43). Das Entstehen von Krebs im Dünndarm stellt die schwerwiegendste Komplikation dar und tritt erst nach mehreren Jahren auf (vgl. Kircher 2001, S. 23).

1.6 Therapie

Lange wurde vermutet, dass es sich bei der Zöliakie um eine Kinderkrankheit handelt, die im Jugendalter verschwindet. Diese Annahme wurde jedoch widerlegt. Somit gilt die Glutenunverträglickeit heute als unheilbar. Die Symptome lassen sich allerdings durch eine vollständige und kontinuierliche bzw. lebenslange Ernährungsumstellung beheben, was ein beschwerdefreies Leben ermöglicht, da sich die Darmschleimhaut wieder aufbaut und vollständig funktionstüchtig wird, solange sie nicht mit Gluten in Kontakt kommt (vgl. Hiller 2006, S. 19f). Somit besteht die Therapie der Zöliakie einzig in einer strengen glutenfreien Ernährung. Im Schnitt dauert es zwei Jahre bis der neue Lebensstil als normaler Alltag empfunden wird und die Beschwerden weitgehend verschwunden sind (vgl. Kircher 2001, S. 23).

Auf dem Markt gibt es inzwischen viele glutenfreie Getreideprodukte, wie zum Beispiel Brot und Nudeln. Außerdem muss seit 2005 bei verpackten Lebensmitteln möglicherweise enthaltenes Gluten deklariert werden (vgl. Hiller 2006, S. 60). Auch die seit kürzlich verpflichtenden Allergenangaben in Restaurants etc. erleichtern mittlerweile eine glutenfreie Ernährung.

2. Präsenz der Thematik in den öffentlichen Medien

Im Zeitraum zwischen Aufgabenstellung und Abgabe dieser Seminararbeit konnte ich keinen Artikel über Zöliakie in den von unserem Haushalt abonnierten Zeitungen und Zeitschriften finden. Im TV wurde allerdings am 22.09.2016 in ‚heute mittag' im ORF ein Interview mit einer Gesundheitsexpertin zum Thema Zöliakie gesendet. Da ich mich schon länger mit dieser Thematik auseinandersetze und auch auf mögliche Informationen aus den Medien achte, kann ich sagen, dass das Thema Zöliakie eher selten aufgegriffen wird. Allerdings gibt es in letzter Zeit sehr viele Beiträge und Berichte über Darmerkrankungen und deren Ursachen und Symptome, da von einer gestörten Darmfunktion immer mehr Menschen betroffen sind, was mir persönlich auch sehr stark im Verwandten- und Freundeskreis auffällt. Da es laut Ärzten eine Vielzahl an Ursachen und Auslösern gibt, wie beispielsweise diverse Krankheiten, verschiedene Lebensmittelallergien und das inzwischen weit verbreitete Reizdarmsyndrom (ungefährliche, aber unangenehme und unheilbare Störung der Darmfunktion), die meist sehr ähnliche Symptome aufweisen, gestaltet sich eine eindeutige Diagnose oft als langwierig und schwierig und kann aus eigener Erfahrung oft einen Ärztemarathon zur Folge haben. Da der Bedarf an möglichst vielen Informationen demzufolge in der Bevölkerung groß ist, wird in letzter Zeit auffallend oft über diese Thematik in den öffentlichen Medien berichtet, was natürlich die Zöliakie als häufig auftretende Lebensmittelunverträglichkeit in gewisser Weise einschließt. Allerdings bin ich auf Broschüren der Firma Schär zum Thema ‚Zöliakie' gestoßen, welche sich im Anhang befinden. Diese Firma ist besonders bekannt für die Herstellung glutenfreier Lebensmittel (vgl. Dr. Schär Deutschland GmbH o.J.).

3. Wo bekomme ich Hilfestellungen im Raum Oberösterreich?

Grundsätzlich sollte bei länger anhaltenden Verdauungsbeschwerden, Mangelzuständen, Müdigkeit etc. eine Ärztin/ein Arzt (Hausärztin/Hausarzt) aufgesucht werden. Da die Symptome einer Zöliakie bei vielen anderen Lebensmittelunverträglichkeiten und Darmerkrankungen ähnlich sind, kann eine Allgemeinmedizinerin/ein Allgemeinmediziner meist nur Vermutungen anstellen, die dann im Krankenhaus oder durch eine Spezialistin/einen Spezialisten (Ausschluss weiterer Nahrungsmittelintoleranzen durch H2-Atemtests und Darmspiegelungen zum Ausschluss diverser Darmerkrankungen) abgeklärt werden müssen. Aus eigener Erfahrung weiß ich, dass in vielen Fällen das Ausschlussverfahren Teil der Diagnose ist, weswegen endgültige Gewissheit oft häufige Untersuchungen und Arztbesuche mit sich bringt. Folgende Hilfestellen kann ich in Bezug auf die Abklärung diverser Darmerkrankungen im Raum Oberösterreich weiterempfehlen:

- Dr. Siegfried Klimpel: Facharzt für Chirurgie
  Leistungen: Beratung, Darm- und Magenspiegelungen

Kontaktdaten: Bahnhofstraße 2, 4050 Traun, Tel.: 07229/69146

- Krankenhaus der Elisabethinen Linz GmbH/Stoffwechselambulanz
  Leistungen: H2-Atemtests (Milchzucker-, Fruchtzucker-, Sorbitunverträglichkeit)
  Kontaktdaten: Fadingerstraße 1, 4020 Linz, Tel.: 0732/76764455

Wenn die Diagnose Zöliakie gestellt wurde ist das Bedürfnis nach Informationen und Austausch mit anderen Erkrankten bei den Betroffenen groß. Folgende Institutionen können im Falle einer diagnostizierten Zöliakie kontaktiert werden:

- Krankenhaus der Elisabethinen Linz GmbH/Diätologie
  Leistungen: Ernährungsberatung
  Kontaktdaten: Fadingerstraße 1, 4020 Linz, Tel.: 0732/76764460

- Österreichische Arbeitsgemeinschaft Zöliakie Oberösterreich
  Leistungen: Gruppentreffen, Informationsveranstaltungen, Kochkurse, Beratung
  Kontaktdaten: Garnisonstraße 21, 4020 Linz, Tel.: 0664/5524193

4. Umgang mit Zöliakie im sozialpädagogischen Umfeld

Da die Zöliakie oft schon im Säuglings- bzw. Kindesalter auftritt und zu heftigen Beschwerden und Defiziten im Wachstum führt ist es unbedingt notwendig die Symptome nicht zu ignorieren und eine Ärztin/einen Arzt aufzusuchen um abzuklären worum es sich dabei handeln könnte. Im sozialpädagogischen Kontext obliegt die Kontaktaufnahme mit einer Ärztin/einem Arzt jedoch nicht immer der sozialpädagogischen Fachkraft. Im Folgenden werden die Aufgaben der Sozialpädagogin/des Sozialpädagogen in der Arbeit mit an Zöliakie erkrankten Kindern in den beiden Haupteinsatzbereichen einer sozialpädagogischen Fachkraft (Hort und Einrichtungen der Kinder- und Jugendhilfe) erörtert.

Da die sozialpädagogischen Fachkräfte im Hort nicht hauptverantwortlich für die Erziehung und Obsorge der Kinder und Jugendlichen sind, obliegt das Aufsuchen einer Ärztin/eines Arztes den Eltern oder Erziehungsberechtigten. Wenn allerdings seitens der Sozialpädagogin/des Sozialpädagogen anhaltende Symptome und Beschwerden, die auf eine Nahrungsmittelunverträglichkeit hinweisen können, festgestellt werden, sollte ein Gespräch mit den Eltern diesbezüglich stattfinden. Ratsam ist es meiner Meinung nach am Beginn eines neuen Hortjahres bei den dazugestoßenen Kindern und Jugendlichen die Eltern oder Erziehungsberechtigten zu fragen, ob das Kind bzw. die/der Jugendliche eine Lebensmittelunverträglichkeit hat, um dies beispielsweise bei der gemeinsamen Jause oder kulinarischen Angeboten bei Festen (Geburtstag, Nikolaus etc.) zu beachten, indem den betreffenden Kinder Alternativen angeboten werden. In meinem Hortpraktikum habe ich auch erfahren, dass es mittlerweile verpflichtend ist, alle enthaltenen Allergene in den für den Hortalltag verwendeten kulinarischen Produkten schriftlich anzuführen und für die Eltern und Erziehungsberechtigten sichtbar auszuhängen.

In Einrichtungen der Kinder- und Jugendhilfe sind die sozialpädagogischen Fachkräfte hauptverantwortlich für die Pflege und Erziehung der Kinder und Jugendlichen, weswegen bei auffälligen Symptomen die Sozialpädagogin/der Sozialpädagoge für das Aufsuchen einer Ärztin/eines Arztes zuständig ist. Außerdem ist es die Aufgabe der sozialpädagogischen Fachkraft sich genau über die glutenfreie Ernährung zu informieren, um bei der Zubereitung der Mahlzeiten Ernährungsfehler bei den betroffenen Kindern und Jugendlichen zu vermeiden. Aus eigener Erfahrung weiß ich, dass Kinder, die mit einer Lebensmittelunverträglichkeit aufwachsen, sehr gut mit der Erkrankung zurechtkommen. Schwieriger ist es, wenn bei älteren Kindern und Jugendlichen eine Lebensmittelunverträglichkeit diagnostiziert wird. Um den Kindern/Jugendlichen zu helfen, die Ernährungsumstellung zu akzeptieren, kann in Betracht gezogen werden, dass auch die anderen Kinder/Jugendlichen und Betreuerinnen/Betreuer der Gruppe sich zunächst während der gemeinsamen Hauptmahlzeiten glutenfrei ernähren. Möglicherweise kann auch ein Gespräch dazu beitragen, dass das betroffene Kind bzw. die/der Jugendliche die Notwendigkeit einer glutenfreien Lebensweise besser versteht, wenn ihr/ihm deutlich gemacht wird, dass dadurch die zahlreichen Beschwerden und Schmerzen im Darm behoben werden.

5. Quellenverzeichnis

5.1 Literaturquellen

Hiller, H. (2006). Zöliakie. Mehr wissen – besser verstehen. Beschwerdefrei leben mit der sicheren Diagnose und einer glutenfreien Ernährung. Stuttgart: TRIAS Verlag.

Kircher, N. (2001). Leben ohne Gluten. Ratgeber für Zöliakie, Sprue und Getreideallergie – Mit über 100 Rezepten. (3. Aufl.). Zürich: Oesch Verlag.

5.2 Internetquelle

Dr. Schär Deutschland GmbH (o.J.). Glutenfrei Leben. Leben ohne Gluten: Leichter als gedacht.
URL: http://www.schaer.com/de/glutenfrei-leben (Stand: 26.09.2016)

ZÖLIAKIE

Krankheitsbild
- Erkrankung betrifft in erster Linie die Verdauungsorgane (Darmschleimhaut)
- Unverträglichkeit des Getreideeiweißes Gluten (enthalten in Roggen, Gerste, Weizen Hafer, Dinkel, Grünkern, evtl. auch in Wurst, Magerkäse, Fertiggerichten,…)
- Unheilbar (Beschwerden verschwinden aber weitgehend durch gutenfreie Ernährung)

Ursache
- Vererbung
- Ausbruch oft nach belastenden körperlichen und psychischen Phasen

Symptome
- Kinder: verzögertes Wachstum, heftige Durchfälle und Bauchschmerzen, Gewichtsverlust, schwache Muskulatur, häufiges Schreien, Blässe, Müdigkeit
- Erwachsene: Knochenschmerzen, Kalziummangel, Krämpfe, Verstopfung, Durchfall

Komplikationen (wenn keine Umstellung auf glutenfreie Ernährung erfolgt)
- Kinder: uneinholbare Wachstumsdefizite
- Erwachsene: Symptome verstärken sich, Entzündung anderer Organe, Kinderlosigkeit
- Bösartige Gewebeveränderungen, Krebs

Diagnose (erfolgt in drei Stufen)
- Besprechung der Beschwerden mit einer Ärztin/einem Arzt
- Antikörpernachweis im Blut
- Untersuchung der Darmschleimhaut (erst dann ist eine eindeutige Diagnose möglich)

Therapie
- Beginn erst nach eindeutig erstellter Diagnose
- Lebenslange und vollständige Umstellung auf glutenfreie Ernährung

Quellen
- Hiller, H. (2006). Zöliakie. Mehr wissen – besser verstehen. Beschwerdefrei leben mit der sicheren Diagnose und einer glutenfreien Ernährung. Stuttgart: TRIAS Verlag.
- Kircher, N. (2001). Leben ohne Gluten. Ratgeber für Zöliakie, Sprue und Getreideallergie – Mit über 100 Rezepten. (3. Aufl.). Zürich: Oesch Verlag.

BEI GRIN MACHT SICH IHR WISSEN BEZAHLT

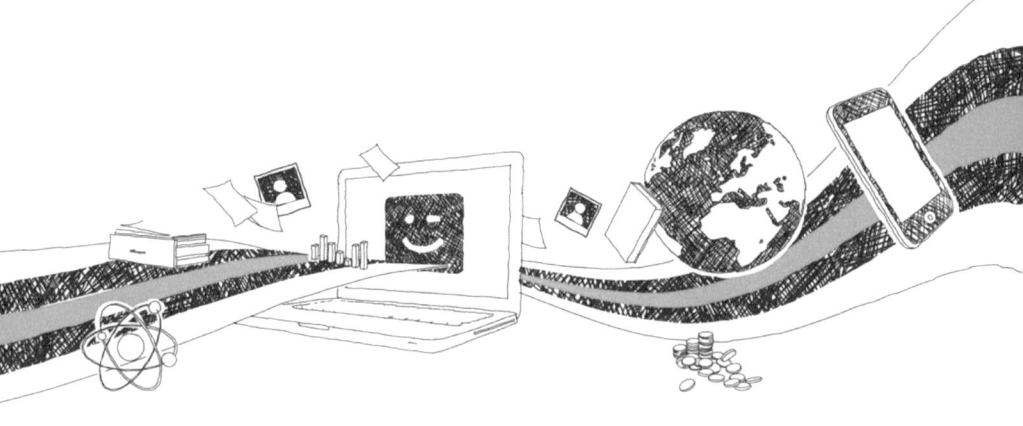

- Wir veröffentlichen Ihre Hausarbeit, Bachelor- und Masterarbeit

- Ihr eigenes eBook und Buch - weltweit in allen wichtigen Shops

- Verdienen Sie an jedem Verkauf

Jetzt bei www.GRIN.com hochladen und kostenlos publizieren

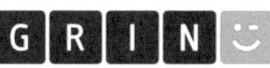